La dieta mediterránea para principiantes

Las mejores recetas para cambiar tu estilo de vida y mejorar tu salud

Índice de Contenidos

3

4

Introducción

La dieta mediterránea es una de las dietas más populares del mundo, diseñada para ayudarte a vivir más tiempo.

La dieta incluye muchas verduras, frutas, legumbres, cereales integrales y frutos secos. Se recomienda comer pescado al menos dos veces por semana y hacer ejercicio a diario.

El Libro de Preparación de Comidas de la Dieta Mediterránea tiene todas las recetas que necesitas para seguir esta dieta saludable de una manera más conveniente, ¡cocinando con antelación para que sea más cómodo en cualquier momento!

El Libro de Preparación de Comidas de la Dieta Mediterránea te proporcionará la clave para un estilo de vida más saludable.

El Libro de Preparación de Comidas de la Dieta Mediterránea te permitirá seguir la dieta mediterránea en cualquier momento que desees.

El Libro de Preparación de Comidas de la Dieta Mediterránea es la guía perfecta para cualquier persona que quiera llevar un estilo de vida más saludable como el de la dieta mediterránea.

Las recetas son fáciles de hacer y te permitirán preparar comidas saludables con antelación. El Libro de Preparación de Comidas de la Dieta Mediterránea incluye recetas para el desayuno, la comida, la cena, los aperitivos y los postres. Todo lo que necesitas para seguir la dieta mediterránea de forma regular.

Dado que muchas de las recetas se preparan en pocos minutos, seguir esta dieta es mucho más fácil que seguir la mayoría de las dietas que requieren mucho tiempo de preparación.

Ya no hay que preocuparse por qué cocinar y cómo hacerlo. Sólo tienes que mezclar y combinar las recetas y tendrás una comida deliciosa y saludable lista en un abrir y cerrar de ojos.

Nunca te cansarás de comer siempre lo mismo. Comer lo mismo todos los días puede causar aburrimiento y hacer que tu cuerpo caiga en la rutina, por lo que cambiar las cosas de un día para otro es esencial para mantener un estilo de vida saludable.

La dieta mediterránea se centra en el equilibrio. Las diferentes recetas garantizan que no tenga la sensación de estar comiendo lo mismo una y otra vez. Las variaciones de queso, carne, frutas y verduras garantizan una gran variedad de sabores.

Esta dieta es una buena opción porque puede reducir las probabilidades de desarrollar obesidad, diabetes o enfermedades cardiovasculares. También puede ayudarte a vivir más tiempo.

The Mediterranean Diet Meal Prep will help you achieve a healthier lifestyle more easily and without much effort. It will make your new lifestyle more enjoyable altogether!

The Mediterranean diet has been well known for a long time now. It is one of the most known diets of our time and millions de people follow it in order to live longer.

I have taken the best of the best to bring you this book. The Mediterranean diet recipes combined with your new meal prep techniques will help you enjoy all the benefits that come with being healthier. The healthiest cookbooks combined into one book...Enjoy!

If you want to maintain that healthy lifestyle without too much effort, this is the book for you!

This book will help you learn the benefits of the Mediterranean diet and will show you how to make it easier to follow!

If you've been looking for a way to keep your body in shape, then look no further. The Mediterranean diet is the best diets that will help you achieve just that! By following this book, your health will be at its peak and you'll be able to enjoy life like never before!

If you've been looking for ways to improve your health, then look no further. The recipes in this book are easy enough for anyone to make and are guaranteed to keep your body healthy for many years.

Capítulo 1.   Desayuno

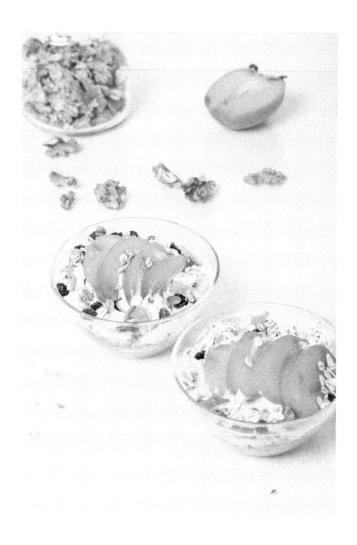

1. Delicia de Manzana Horneada

Tiempo de Preparación: 5 minutos

Tiempo de Cocción: 1 hora 10 minutos

Porciones: 6

Ingredientes:

- 6 manzanas
- 3 cucharadas de almendras picadas
- 1/3 de taza de cerezas, secas y picadas gruesas
- 1 cucharada de germen de trigo
- 1 cucharada de azúcar moreno
- ¼ de taza de agua
- ½ taza de jugo de manzana
- 1/8 cucharadita de nuez moscada
- ½ cucharadita de canela
- 2 cucharadas de miel oscura, cruda
- 2 cucharaditas de aceite de nuez

Instrucciones:

1. Comenzar por calentar el horno a 350, y luego mezclar las almendras, el germen de trigo, el azúcar moreno, las cerezas, la nuez moscada y la canela en un tazón. Poner este tazón a un lado.
2. Descorazonar las manzanas empezando por el tallo y cortarlas en trozos de ¾ de pulgada.
3. Colocar esta mezcla en cada hueco.
4. Colocar las manzanas en posición vertical en una fuente de horno. Una pequeña funcionará mejor. Verter el jugo de manzana y el agua, y luego rociar el aceite y la miel por encima.

11

5. Cubrir con papel de aluminio y cocer durante cincuenta o sesenta minutos. Las manzanas deben estar tiernas.
6. Servir a temperatura ambiente o inmediatamente.

Nutrición:

- Calorías: 200
- Proteína: 2 Gramos
- Grasa: 4 Gramos
- Carbohidratos: 39 Gramos
- Sodio: 7 mg

2. Biscotti de Albaricoque Fácil

Tiempo de Preparación: 5 minutos

Tiempo de Cocción: 1 hora 10 minutos

Porciones: 24

Ingredientes:

- 2 cucharadas de aceite de oliva
- ¼ de taza de almendras picadas gruesas
- ¾ de taza de harina de trigo integral
- ½ cucharadita de extracto de almendra puro
- 2/3 de taza de albaricoques secos, picados
- 2 cucharadas de miel oscura, cruda
- 2 huevos ligeramente batidos
- 1 cucharadita de polvo de hornear
- ¼ de taza de azúcar moreno
- 2 cucharadas de leche, 1%.
- ¾ de taza de harina para todo uso

Instrucciones:

1. Precalentar la estufa a 350, y luego sacar un tazón. Batir la harina de trigo integral y el polvo de hornear juntos.
2. Añadir la leche, la miel, el aceite de canola, los huevos y el extracto de almendras. Revolver hasta obtener una consistencia similar a la de la masa y luego añadir las almendras y los albaricoques.
3. Poner la harina en las manos y mezclar todo. Colocar la masa en una bandeja para galletas y aplanarla hasta que tenga un metro de

largo y tres pulgadas de ancho. Debe tener aproximadamente una pulgada de altura.

4. Hornear durante veinticinco o treinta minutos. Debe tener un color marrón claro.

5. Sacar y dejar enfriar de diez a quince minutos. Cortar en veinticuatro rebanadas haciendo un corte transversal.

6. Colocar las rebanadas cortadas boca abajo en la bandeja del horno y hornearlas de quince a veinte minutos más. Debe quedar crujiente y dejar que se enfríe antes de servir.

Nutrición:

- Calorías: 75
- Proteína: 2 Gramos
- Grasa: 2 Gramos
- Carbohidratos: 12 Gramos
- Sodio: 17 mg

3. Tazón de Sandía

Tiempo de Preparación: 5 minutos

Tiempo de Cocción: 1 hora 10 minutos

Porciones: 32

Ingredientes:

- 1 sandía, cortada por la mitad a lo largo
- 3 cucharadas de jugo de lima, fresco
- 1 taza de azúcar
- 1 ½ taza de agua
- 1 ½ tazas de hojas de menta, frescas y picadas
- 6 ciruelas, deshuesadas y cortadas por la mitad
- 1 melón pequeño
- 4 nectarinas sin hueso y cortadas por la mitad
- 500 gramos de uvas verdes sin semillas

Instrucciones:

1. Mezclar el azúcar y el agua en una olla de dos litros y llevarla a ebullición a fuego medio. Revolver el azúcar hasta que se disuelva.
2. Añadir el jugo de lima y la menta, y meterlo en la nevera hasta que se enfríe.
3. Cortar la sandía y el melón en trozos del tamaño de un bocado, y cortar las nectarinas y las ciruelas en gajos.
4. Mezclar toda la fruta en un tazón grande antes de añadir las uvas.
5. Sacar la mezcla del frigorífico y verterla sobre la fruta.
6. Mezclar bien y luego cubrirlo con papel de saran.

7. Refrigerar durante dos horas, y revolver de vez en cuando. Servir frío.

Nutrición:

- Calorías: 111
- Proteína: 2 Gramos
- Grasa: 0 Gramos
- Carbohidratos: 26 Gramos
- Sodio: 7 mg

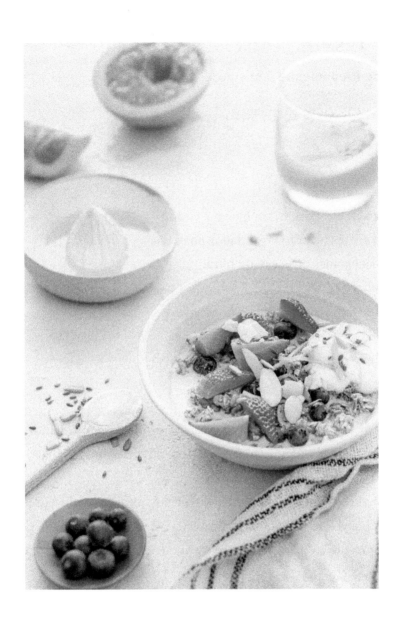

4. Sartén de Huevos Rojos

Tiempo de Preparación: 5 minutos

Tiempo de Cocción: 15 minutos

Porciones: 6

Ingredientes:

- 7 aceitunas griegas, sin hueso y en rodajas
- 3 tomates maduros y cortados en cubos
- 2 cucharadas de aceite de oliva
- 4 huevos
- ¼ de taza de perejil fresco y picado
- 1/8 de cucharadita de sal marina fina
- Pimienta negra al gusto

Instrucciones:

1. Sacar una sartén y engrasarla. Echar los tomates y cocinarlos durante diez minutos antes de añadir las aceitunas. Cocinar durante otros cinco minutos.
2. Añadir los huevos a la sartén, cocinando a fuego medio para que los huevos se cocinen por completo.
3. Salpimentar y servir con perejil por encima.

Nutrición:

- Calorías: 188
- Proteína: 10.3 Gramos
- Grasa: 15.5 Gramos
- Carbohidratos: 2.6 Gramos
- Sodio: 160 mg

5. Ciruela Asada con Almendras

Tiempo de Preparación: 5 minutos

Tiempo de Cocción: 45 minutos

Porciones: 6

Ingredientes:

- 6 ciruelas grandes, deshuesadas y partidas por la mitad
- 3 cucharadas de mantequilla
- 1/3 de taza de azúcar moreno
- 2 tazas de hinojo en rodajas
- ¼ de taza de harina para todo uso
- 1/3 de taza de almendras en rodajas

Instrucciones:

1. Calentar el horno a 425, y colocar las ciruelas en una fuente de horno poco profunda.
2. Sacar una fuente de horno poco profunda y colocar las ciruelas dentro.
3. En un tazón, mezclar el azúcar moreno y la mantequilla hasta que quede suave, y añadir la harina. Asegurarse de que está bien mezclado, y luego echar las almendras.
4. Verter la mezcla sobre las ciruelas de manera uniforme y hornear durante veinticinco o treinta minutos. Las ciruelas deben estar tiernas.

Nutrición:

- Calorías: 204
- Proteína: 2 Gramos
- Grasa: 9 Gramos
- Carbohidratos: 31 Gramos
- Sodio: 64 mg

Capítulo 2.   Almuerzo

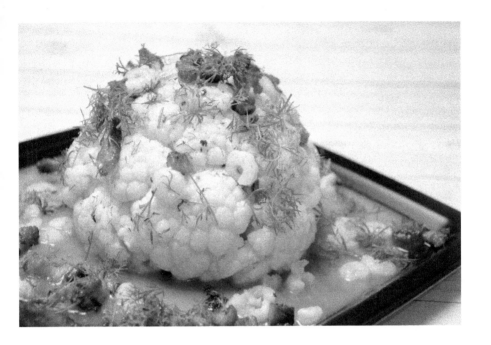

6. Camarones y Sémola de Coliflor Cremosa

Tiempo de Preparación: 10 minutos

Tiempo de Cocción: 15 minutos

Porciones: 2

Ingredientes:

- 500 gramos (454 g) de camarones crudos, pelados y desvenados
- 1/2 cucharada de condimento cajún
- Spray para cocinar
- 1/4 de taza de caldo de pollo
- 1 cucharada de jugo de limón
- 1 cucharada de mantequilla
- 2 1/2 tazas de coliflor finamente triturada
- 1/2 taza de leche de almendras o anacardos sin azúcar
- 1/4 cucharadita de sal
- 1/3 de taza de queso cheddar rallado reducido en grasa
- 2 cucharadas de crema agria
- 1/4 de taza de cebolletas cortadas en rodajas finas

Instrucciones:

1. Añadir los camarones y el condimento cajún en una bolsa de plástico grande con cierre. Sellar la bolsa y revolver para cubrir bien.

2. Engrasar una sartén con spray de cocina y calentar a fuego medio.

3. Añadir los camarones y cocinarlos por cada lado durante unos 2 ó 3 minutos. Añadir el caldo de pollo y el jugo de limón,

raspando los trozos del fondo de la sartén, y dejar cocer a fuego lento durante 1 minuto. Retirar del fuego y reservar.

4. En otra sartén, derretir la mantequilla a fuego medio.
5. Añadir la coliflor en trozos y cocinarla durante 5 minutos. Añadir la leche y la sal y cocinar durante 5 minutos más.
6. Retirar del fuego y añadir la crema agria y el queso hasta que se derrita.
7. Servir los camarones sobre la sémola de coliflor y espolvorear con las cebolletas.

Nutrición: 1 Magros 3 Verduras 2 Grasas Saludables 3 Condimentos

7. Scampi de Camarones con Fideos de Calabacín

Tiempo de Preparación: 10 minutos

Tiempo de Cocción: 10 minutos

Porciones: 2

Ingredientes:

- 1 cucharada de mantequilla
- 2 cucharaditas de aceite de oliva
- 2 dientes de ajo picados
- 680 g de camarones crudos, pelados y desvenados
- 1/2 cucharadita de copos de pimienta roja triturados
- 1/4 de taza de caldo de pollo
- 1 cucharada de jugo de limón
- 1/2 cucharadita de ralladura de limón
- 1/4 de cucharadita de sal
- 3 calabacines pequeños, en espiral

Instrucciones:

1. Calentar la mantequilla y el aceite de oliva en una sartén grande a fuego medio.
2. Añadir el ajo, los camarones y los copos de pimienta roja triturados. Cocinar durante unos 3 a 5 minutos, revolviendo ocasionalmente, o hasta que los camarones estén rosados.
3. Revolver el caldo de pollo, el jugo de limón y la ralladura de limón. Espolvorear con la sal. Dejar que hierva a fuego lento.

Añadir los fideos de calabacín y revolver para combinar, aproximadamente 1 a 2 minutos. Servir caliente.

Nutrición:

- 1 Magro
- 3 Verduras
- 2 Grasas Saludables
- 3 Condimentos

8. Enrollados de Lechuga con Camarones y Aguacate

Tiempo de Preparación: 15 minutos

Tiempo de Cocción: 6 minutos

Porciones: 4

Ingredientes:

- 907 g de camarones crudos, pelados y desvenados
- 1 cucharada de condimento Old Bay
- 4 cucharaditas de aceite de oliva
- 200 gramos (170 g) de aguacate
- 1 taza de yogur griego natural
- 2 cucharadas de jugo de lima
- 11/2 tazas de tomate picado
- 1/4 de taza de pimiento verde picado
- 1/4 de taza de cilantro picado
- 1 chile jalapeño picado y sin semillas
- 1/4 de taza de cebolla roja picada
- 12 hojas grandes de lechuga romana

Instrucciones:

1. Colocar los camarones y el condimento Old Bay en una bolsa de plástico con cierre. Agitar para cubrir bien.
2. Calentar 2 cucharaditas de aceite de oliva en una sartén y añadir los camarones. Cocinar durante 5 minutos por ambos lados o hasta que los camarones estén rosados y cocidos. Es posible que tenga que trabajar en tandas para evitar que se llenen de gente.

3. Combinar el aguacate, el yogur griego y 1 cucharada de jugo de limón en un procesador de alimentos. Triturar hasta obtener una mezcla homogénea.

4. Revolver los tomates, el pimiento verde, el cilantro, el chile jalapeño, la cebolla y la cucharada restante de jugo de lima en un tazón mediano.

5. Dividir los camarones, la mezcla de aguacate y la mezcla de tomate entre las hojas de lechuga.

6. Servir inmediatamente.

Nutrición: 1 Magros 3 Verduras 2 Grasas Saludables 3 Condimentos

9. Vieiras a la Plancha sobre Fideos de Calabacín

Tiempo de Preparación: 10 minutos

Tiempo de Cocción: 15 minutos

Porciones: 2

Ingredientes:

- 2 calabacines pequeños, sin las puntas y espiralizados
- 1/2 cucharada de mantequilla
- 500 gramos (454 g) de vieiras crudas
- 1/8 cucharadita de sal

Salsa:

- 200 gramos (170 g) de pimientos rojos asados en frasco, escurridos
- 60 gramos (57 g) de aguacate
- 1/2 taza de leche de almendras o anacardos sin azúcar
- 2 cucharaditas de jugo de limón
- 1 diente de ajo
- 1/4 de cucharadita de sal
- 1/4 de cucharadita de pimienta roja triturada (opcional)

Instrucciones:

1. Combinar todos los ingredientes de la salsa en una batidora y hacer un puré hasta que quede suave.
2. Calentar la salsa de pimientos rojos asados en una sartén a fuego medio, revolviendo de vez en cuando, hasta que se caliente, de 3 a 5 minutos.

3. Revolver los fideos de calabacín y seguir cocinando de 3 a 5 minutos más, o hasta que estén cocidos a su gusto.

4. Mientras tanto, derretir la mantequilla en una sartén grande a fuego medio-alto. Sazonar las vieiras con sal. Cocinar las vieiras hasta que se doren por cada lado y estén translúcidas en el centro, aproximadamente de 1 a 2 minutos por lado.

5. Servir las vieiras sobre los fideos de calabacín.

Nutrición: 1 Magro 3 Verduras 2 Grasas Saludables 2 Condimentos

10. Muslos de Pollo al Ajo con Limón y Espárragos

Tiempo de Preparación: 5 minutos

Tiempo de Cocción: 40 minutos

Porciones: 4

Ingredientes:

- 800 g de muslos de pollo con hueso y sin piel
- 2 cucharadas de jugo de limón
- 2 cucharadas de orégano fresco picado
- 2 dientes de ajo picados
- 1/4 de cucharadita de pimienta
- 1/4 de cucharadita de sal
- 907 g de espárragos, recortados

Instrucciones:

1. Precalentar el horno a 350°F (180°C).
2. Mezclar todos los ingredientes, excepto los espárragos, en un tazón hasta que se combinen.
3. Asar los muslos de pollo en el horno precalentado durante unos 40 minutos, o hasta que alcance una temperatura interna de 165°F (74°C).
4. Cuando estén cocidos, sacar los muslos de pollo del horno y reservar para que se enfríen.
5. Mientras tanto, cocer los espárragos al vapor en el microondas hasta alcanzar el punto de cocción deseado.
6. Servir los espárragos con los muslos de pollo asados.

Nutrición:

1 Magro

3 Verduras

2 Condimentos

11. Sándwich de Pita con Cerdo Mediterráneo

Tiempo de Preparación: 5 minutos

Tiempo de Cocción: 10 Minutos

Porciones: 6

Ingredientes:

- 2 cucharaditas de aceite de oliva, más 1 cucharada
- 2 tazas de hojas de espinacas baby, picadas finamente
- 150 gramos de champiñones, finamente picados
- 1 cucharadita de ajo picado
- 500 gramos de carne de cerdo molida extra magra
- 1 huevo grande
- ½ taza de pan rallado panko
- ⅓ taza de eneldo fresco picado
- ¼ de cucharadita de sal kosher
- 6 hojas grandes de lechuga romana, cortadas en trozos para que quepan en el pan de pita
- 2 tomates, cortados en rodajas
- 3 pitas integrales, cortadas por la mitad
- ¾ de taza de salsa de yogur al ajo

Instrucciones:

- Calentar 2 cucharaditas de aceite en una sartén de unos 30 cm a fuego medio. Una vez que el aceite esté brillando, añadir las espinacas, los champiñones y el ajo y saltear durante 3 minutos. Dejar enfriar durante 5 minutos.
- Poner la mezcla de champiñones en un tazón grande y añadir la carne de cerdo, el huevo, el pan rallado, el eneldo y la sal. Mezclar

con las manos hasta que todo esté bien combinado. Hacer 6 hamburguesas de aproximadamente ½ pulgada de grosor y 3 pulgadas de diámetro.

- Calentar la cucharada de aceite restante en la misma sartén de 12 pulgadas a fuego medio-alto. Cuando el aceite esté caliente, añada las hamburguesas. Deberían caber todas en la sartén. Si no es así, cocinar en 2 tandas. Cocinar durante 5 minutos por el primer lado y 4 minutos por el segundo. El exterior debe estar dorado y el interior ya no debe estar rosado.
- Colocar 1 hamburguesa en cada uno de los 6 recipientes. En cada uno de los 6 recipientes separados que no se recalentarán, colocar 1 hoja de lechuga rota y 2 rodajas de tomate. Envolver las mitades de pita en papel de plástico y colocar una en cada recipiente de verduras. Colocar 2 cucharadas de salsa de yogur en cada uno de los 6 recipientes de salsa.
- ALMACENAMIENTO: Guardar los recipientes tapados en el frigorífico durante un máximo de días. Las hamburguesas sin cocinar se pueden congelar hasta 4 meses, mientras que las hamburguesas cocinadas se pueden congelar hasta 3 meses.

Nutrición:

Por Porción:

- Calorías totales: 309
- Grasa total: 11g
- Grasas saturadas: 3g
- Sodio: 343mg
- Carbohidratos: 22g
- Fibra: 3g
- Proteína: 32g

Capítulo 3.   Cena

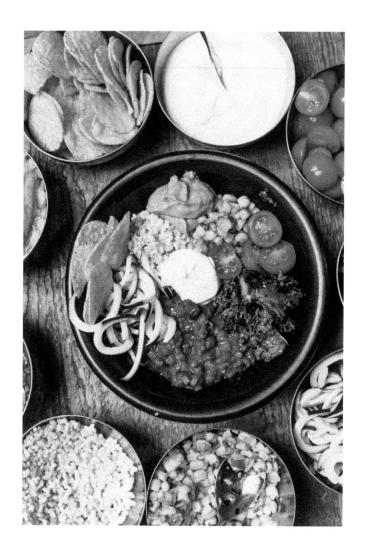

12. Ensalada de Col de Remolacha

Tiempo de Preparación: 5 minutos

Tiempo de Cocción: 50 Minutos

Porciones: 6

Ingredientes:

- 1 manojo de col rizada, lavada y seca, sin las costillas, picada
- 6 trozos de remolacha lavados, pelados y secos y cortados en ½ pulgada
- ½ cucharadita de romero seco
- ½ cucharadita de ajo en polvo
- Sal
- Pimienta
- Aceite de oliva
- ¼ de cebolla roja mediana, cortada en rodajas finas
- 1-2 cucharadas de almendras fileteadas, tostadas
- ¼ de taza de aceite de oliva
- Jugo de 1½ limón
- ¼ de taza de miel
- ¼ de cucharadita de ajo en polvo
- 1 cucharadita de romero seco
- Sal
- Pimienta

Instrucciones:

1. Precalentar el horno a 400 grados F.

2. Coger un tazón y mezclar la col rizada con un poco de sal, pimienta y aceite de oliva.

3. Engrasar ligeramente una bandeja de horno y añadir la col rizada.

4. Asar en el horno durante 5 minutos, y luego retirar y poner a un lado.

5. Colocar las remolachas en un tazón y espolvorear con un poco de romero, ajo en polvo, pimienta y sal; asegurarse de que las remolachas estén bien cubiertas.

6. Extender las remolachas en la bandeja de hornear aceitada, colocar en la rejilla central de su horno y asar durante 45 minutos, dándoles dos vueltas.

7. Hacer la vinagreta de limón batiendo todos los ingredientes en un tazón.

8. Una vez que las remolachas estén listas, retirarlas del horno y dejarlas enfriar.

9. Coger un tazón de ensalada de tamaño medio y añadir la col rizada, la cebolla y la remolacha.

10. Aderezar con la vinagreta de miel y limón y mezclar bien.

11. Adornar con las almendras tostadas.

12. Disfrutar.

Nutrición: Calorías: 245, Grasa total: 17.6 g, Grasa saturada: 2.6 g, Colesterol: 0 mg, Sodio: 77 mg, Carbohidratos totales: 22.9 g, Fibra dietética: 3 g, Azúcar total: 17.7 g, Proteína: 2.4 g, Vitamina D: 0 mcg, Calcio: 50 mg, Hierro: 1 mg, Potasio: 416 mg

13. Pescado Marroquí

Tiempo de Preparación: 5 minutos

Tiempo de Cocción: 1 Hora 25 Minutos

Porciones: 12

Ingredientes:

- Garbanzos (lata de 450 gramos.)
- Pimientos rojos (2)
- Zanahoria grande (1)
- Aceite vegetal (1 cucharada)
- Cebolla (1)
- Ajo (1 diente)
- Tomates (3 picados/lata de 14.5 oz)
- Aceitunas (4 picadas)
- Perejil fresco picado (.25 taza)
- Comino molido (.25 taza)
- Pimentón (3 cucharadas)
- Caldo de pollo en gránulos (2 cucharadas)
- Pimienta de cayena (1 cucharadita)
- Sal (a su gusto)
- Filetes de tilapia (5 lb.)

Instrucciones:

1. Escurrir y enjuagar los frijoles. Cortar la zanahoria y la cebolla en rodajas finas. Picar el ajo y las aceitunas. Desechar las semillas de los pimientos y cortarlos en tiras.

2. Calentar el aceite en una sartén a temperatura media. Añadir la cebolla y el ajo. Cocinarlos a fuego lento durante unos cinco minutos.

3. Incorporar los pimientos, los frijoles, los tomates, las zanahorias y las aceitunas.
4. Seguir salteando durante unos cinco minutos más.
5. Espolvorear las verduras con el comino, el perejil, la sal, el caldo de pollo, el pimentón y la cayena.
6. Revolver bien y colocar el pescado sobre las verduras.
7. Verter agua hasta cubrir las verduras.
8. Bajar el fuego y tapar la sartén para que se cocine lentamente hasta que el pescado se desmenuce (unos 40 minutos).

Nutrición: Calorías: 268; Proteína: 42 gramos; Grasa: 5 gramos

14. Ensalada Inspirada en la Niçoise con Sardinas

Tiempo de Preparación: 5 minutos

Tiempo de Cocción: 15 Minutos

Porciones: 4

Ingredientes:

- 4 huevos
- 400 gramos de patatas rojas pequeñas (unas 12 patatas)
- 200 gramos de frijoles verdes, cortados por la mitad
- 4 tazas de hojas de espinacas tiernas o verduras mixtas
- 1 manojo de rábanos, cortados en cuartos (aproximadamente 1⅓ tazas)
- 1 taza de tomates cherry
- 20 aceitunas kalamata o niçoise (aproximadamente ⅓ taza)
- 3 latas de sardinas sin piel y sin espinas envasadas en aceite de oliva, escurridas
- 8 cucharadas de vinagreta de vino tinto de Dijon

Instrucciones:

1. Poner los huevos en una cacerola y cubrirlos con agua. Llevar el agua a ebullición. En cuanto el agua empiece a hervir, tapar la cacerola y apagar el fuego. Poner un temporizador por minutos.

2. Cuando suene el temporizador, escurrir el agua caliente y dejar correr agua fría sobre los huevos para que se enfríen. Pelar los huevos cuando estén fríos y cortarlos por la mitad.

3. Pinchar cada patata un par de veces con un tenedor. Colocarlas en un plato apto para microondas y calentarlas en el microondas a potencia alta durante 4 o 5 minutos, hasta que las patatas estén tiernas. Dejar enfriar y cortar por la mitad.

4. Colocar los frijoles verdes en un plato apto para microondas y calentar en el microondas a potencia alta durante 1½ a 2 minutos, hasta que los frijoles estén tiernos y crujientes. Dejar enfriar.

5. Colocar 1 huevo, ½ taza de frijoles verdes, 6 mitades de patata, 1 taza de espinacas, ⅓ taza de rábanos, ¼ de taza de tomates, aceitunas y 3 sardinas en cada uno de los 4 recipientes. Verter 2 cucharadas de vinagreta en cada uno de los 4 recipientes de salsa.

ALMACENAMIENTO: Guardar los envases tapados en el refrigerador hasta 4 días.

Nutrición: Total calorías: 450; Grasa total: 32g; Grasa saturada: 5g; Sodio: 6mg; Carbohidratos: 22g; Fibra: 5g; Proteína: 21g

15. Ensalada de Lechuga y Tomate

Tiempo de Preparación: 5 minutos

Tiempo de Cocción: 15 Minutos

Porciones: 6

Ingredientes:

- 1 corazón de lechuga romana picado
- 3 tomates romanos, cortados en cubos
- 1 pepino inglés, cortado en cubos
- 1 cebolla roja pequeña, finamente picada
- ½ taza de perejil rizado, finamente picado
- 2 cucharadas de aceite de oliva virgen
- Jugo de limón, ½ limón grande
- 1 cucharadita de ajo en polvo
- Sal
- Pimienta

Instrucciones:

1. Añadir todos los ingredientes a un tazón grande.
2. Mezclar bien y pasarlos a los recipientes.
3. ¡Disfruta!

Nutrición: Calorías: 68, Grasa total: 9 g, Grasa saturada: 0.8 g, Colesterol: 0 mg, Sodio: 7 mg, Carbohidratos totales: 6 g, Fibra dietética: 1.5 g, Azúcar total: 3.3 g, Proteína: 1.3 g, Vitamina D: 0 mcg, Calcio: 18 mg, Hierro: 1 mg, Potasio: 309 mg

16. Pasta de Pollo Mediterránea al Horno

Tiempo de Preparación: 5 minutos

Tiempo de Cocción: 30 Minutos

Porciones: 4

Ingredientes:

Marinada:

- 750 gramos de muslos de pollo deshuesados y sin piel, cortados en trozos del tamaño de un bocado*.
- 2 dientes de ajo, cortados en rodajas finas
- 2-3 cucharadas de adobo de corazones de alcachofa
- 4 ramitas de orégano fresco, sin hojas
- Aceite de oliva
- Vinagre de vino tinto

Pasta:

- 500 gramos de pasta fusilli integral
- 1 cebolla roja, cortada en rodajas finas
- 1 pinta de tomates uva o cherry, enteros
- ½ taza de corazones de alcachofa marinados, cortados en trozos grandes
- ½ taza de frijoles blancos, enjuagados y escurridos (yo uso frijoles blancos del norte)
- ½ taza de aceitunas Kalamata, cortadas en trozos grandes
- ⅓ taza de hojas de perejil y albahaca picadas
- 2-3 puñados de queso mozzarella rallado semidesnatado
- Sal al gusto

- Pimienta, al gusto

Guarnición:

- Perejil
- Hojas de albahaca

Instrucciones:

1. Crear la marinada del pollo escurriendo los corazones de alcachofa reservando el jugo
2. En un tazón grande, añadir el jugo de alcachofa, el ajo, el pollo y las hojas de orégano, rociar con aceite de oliva, un chorrito de vinagre de vino tinto y mezclar bien para cubrir
3. Dejar marinar durante al menos 1 hora
4. Cocer la pasta en agua hirviendo con sal, escurrir y reservar
5. Precalentar el horno a 42 grados F
6. En una cacerola, añadir las cebollas y los tomates en rodajas, mezclar con aceite de oliva, sal y pimienta. Luego cocinar, revolviendo ocasionalmente, hasta que las cebollas estén blandas y los tomates empiecen a reventar, unos 15-20 minutos
7. Mientras tanto, en una sartén grande a fuego medio, añadir 1 cucharadita de aceite de oliva
8. Sacar el pollo de la marinada, secarlo con palmaditas y sazonar con sal y pimienta
9. Trabajando por tandas, dorar el pollo por ambos lados, dejándolo ligeramente poco hecho
10. Sacar la cacerola del horno, añadir la pasta cocida, el pollo dorado, los corazones de alcachofa, los frijoles, las aceitunas y las hierbas picadas, revolver para combinar
11. Cubrir con el queso rallado

12. Hornear durante 5-7 minutos más, hasta que el queso esté dorado y burbujeante
13. Retirar del horno y dejar que el plato se enfríe completamente
14. Distribuir entre los recipientes, guardar durante 2-3 días
15. Para servir: Recalentar en el microondas de 1 a 2 minutos o hasta que se caliente.
16. Adornar con hierbas frescas y servir

Nutrición: Calorías: 487; Carbohidratos: 95g; Grasa total: 5g; Proteína: 22g

17. Pan Plano de Verduras Asadas

Tiempo de Preparación: 5 minutos

Tiempo de Cocción: 25 Minutos

Porciones: 4

Ingredientes:

- 16 oz de masa de pizza, hecha en casa o congelada
- 6 oz de queso de cabra blando, dividido
- ¾ de taza de queso parmesano rallado dividido
- 3 cucharadas de eneldo fresco picado, dividido
- 1 cebolla roja pequeña, cortada en rodajas finas
- 1 calabacín pequeño, cortado en rodajas finas
- 2 tomates pequeños, cortados en rodajas finas
- 1 pimiento rojo pequeño, cortado en aros finos
- Aceite de oliva
- Sal, al gusto
- Pimienta, al gusto

Instrucciones:

1. Precalentar el horno a 400 grados F
2. Enrollar la masa en un rectángulo grande, y luego colocarla en un trozo de papel pergamino rociado con spray antiadherente
3. Coger un cuchillo y extender la mitad del queso de cabra sobre una mitad de la masa, luego espolvorear con la mitad del eneldo y la mitad del queso parmesano
4. Doblar con cuidado la otra mitad de la masa sobre el queso, extender y espolvorear el parmesano y el queso de cabra restantes
5. Colocar por encima las verduras cortadas en rodajas finas

6. Pincelar el aceite de oliva sobre la parte superior de las verduras y espolvorear con sal, pimienta y el eneldo restante
7. Hornear durante 22-25 minutos, hasta que los bordes estén medianamente dorados, cortados por la mitad, a lo largo
8. A continuación, cortar el pan plano en rebanadas largas de 5 cm y dejar enfriar
9. Distribuir entre los recipientes, guardar durante 2 días
10. Para servir: Recalentar en el horno a 375 grados durante 5 minutos o hasta que esté caliente. Disfrute con una ensalada fresca.

Nutrición: Calorías: 170; Carbohidratos: 21g; Grasa total: 6g; Proteína: 8g

18. Ensalada Cobb de Bistec

Tiempo de Preparación: 5 minutos

Tiempo de Cocción: 15 Minutos

Porciones: 4

Ingredientes:

- 6 huevos grandes
- 2 cucharadas de mantequilla sin sal
- 500 gramos de bistec
- 2 cucharadas de aceite de oliva
- 6 tazas de espinacas tiernas
- 1 taza de tomates cherry cortados por la mitad
- 1 taza de mitades de nueces
- 1/2 taza de queso feta desmenuzado
- Sal Kosher, al gusto
- Pimienta negra recién molida, al gusto

Instrucciones:

1. En una sartén grande a fuego medio alto, derretir la mantequilla
2. Usando toallas de papel, secar el bistec, luego rociar con aceite de oliva y sazonar con sal y pimienta, al gusto
3. Una vez calentado, añadir el filete a la sartén y cocinar, dándole la vuelta una vez, hasta que se cocine hasta el punto deseado, - cocinar durante 4 minutos por lado para un filete a término medio
4. Pasar el filete a un plato y dejar que se enfríe antes de cortarlo en cubos

5. Colocar los huevos en una cacerola grande y cubrirlos con agua fría por 1 pulgada

6. Llevar a ebullición y cocer durante 1 minuto, cubrir los huevos con una tapa hermética y retirar del fuego, reservar durante 8-10 minutos, luego escurrir bien y dejar enfriar antes de pelar y cortar en cubos

7. Montar la ensalada en el recipiente colocando las espinacas en el fondo del recipiente, cubrir con filas ordenadas de filete, huevos, feta, tomates y nueces

8. Para Servir: Cubrir con la vinagreta balsámica, o el aderezo deseado

9. Nota de la Receta: También puede utilizar un New York, Rib-eye o Filet Mignon para esta receta

Nutrición: Calorías: 640; Grasa total: 51g; Carbohidratos totales: 9.8g; Fibra: 5g; Proteína: 38.8g

Capítulo 4.　　Arroz y Cereales

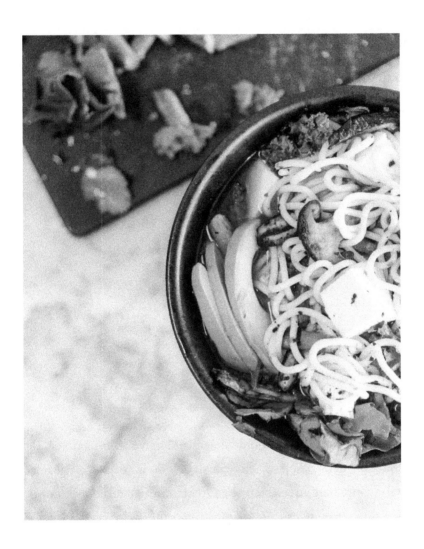

19. Espaguetis en Salsa Blanca de Aguacate y Limón

Tiempo de Preparación: 5 minutos

Tiempo de Cocción: 30 minutos

Porciones: 6

Ingredientes:

- Pimienta negra recién molida
- Ralladura y jugo de 1 limón
- 1 aguacate, sin hueso y pelado
- 500 gramos de espaguetis
- Sal
- 1 cucharada de aceite de oliva
- 8 oz de camarones pequeños, sin cáscara y desvenados
- ¼ de taza de vino blanco seco
- 1 cebolla grande, cortada en rodajas finas

Instrucciones:

1. Dejar hervir una olla grande de agua. Una vez hirviendo añadir los espaguetis o la pasta y cocer siguiendo las instrucciones del fabricante hasta que estén al dente. Escurrir y reservar.
2. En una sartén grande, a fuego medio saltear el vino y las cebollas durante diez minutos o hasta que las cebollas estén translúcidas y blandas.
3. Añadir los camarones a la sartén y subir el fuego a alto mientras se saltea constantemente hasta que los camarones estén cocidos unos cinco minutos. Apagar el fuego. Sazonar con sal y añadir el

aceite enseguida. A continuación, echar rápidamente la pasta cocida, mezclar bien.

4. En una licuadora, hasta obtener una mezcla homogénea, hacer un puré con el jugo de limón y el aguacate. Verter en la sartén de la pasta, combinar bien. Adornar con pimienta y ralladura de limón y servir.

Nutrición: Calorías: 206; Carbohidratos: 26.3g; Proteína: 10.2g; Grasa: 8.0g

20. Cazuela de Arroz Español con Carne de Res con Queso

Tiempo de Preparación: 5 minutos

Tiempo de Cocción: 32 minutos

Porciones: 2

Ingredientes:

- 2 cucharadas de pimiento verde picado
- 1/4 de cucharadita de salsa Worcestershire
- 1/4 de cucharadita de comino molido
- 1/4 de taza de queso cheddar rallado
- 1/4 de taza de cebolla finamente picada
- 1/4 de taza de salsa de chile
- 1/3 de taza de arroz de grano largo sin cocer
- 250 gramos de carne molida magra
- 1/2 cucharadita de sal
- 1/2 cucharadita de azúcar moreno
- 1/2 pizca de pimienta negra molida
- 1/2 taza de agua
- 1/2 (500 gramos) de tomates enlatados
- 1 cucharada de cilantro fresco picado

Instrucciones:

1. Poner una sartén antiadherente a fuego medio y dorar la carne durante 10 minutos mientras se desmenuza la carne. Desechar la grasa.

2. Revolver la pimienta, la salsa Worcestershire, el comino, el azúcar moreno, la sal, la salsa de chile, el arroz, el agua, los tomates, el pimiento verde y la cebolla. Mezclar bien y cocinar durante 10 minutos hasta que se mezclen y estén un poco tiernos.

3. Transferir a una cacerola para horno y presionar firmemente. Espolvorear el queso por encima y cocinar durante 7 minutos en el horno precalentado a 400oF. Asar durante 3 minutos hasta que la parte superior esté ligeramente dorada.

4. Servir y disfrutar con cilantro picado.

Nutrición: Calorías: 460; Carbohidratos: 35.8g; Proteína: 37.8g; Grasa: 17.9g

21. Cazuela de Calabazas y Berenjenas

Tiempo de Preparación: 5 minutos

Tiempo de Cocción: 45 minutos

Porciones: 2

Ingredientes:

- ½ taza de vino blanco seco
- 1 berenjena, cortada por la mitad y en rodajas de 1 pulgada
- 1 cebolla grande, cortada en gajos
- 1 pimiento rojo, sin semillas y cortado en juliana
- 1 calabaza pequeña, cortada en rodajas de 1 pulgada
- 1 cucharada de aceite de oliva
- 12 maíces tiernos
- 2 tazas de caldo de verduras bajo en sodio
- Sal y pimienta al gusto

Ingredientes de la polenta:

- ¼ taza de queso parmesano rallado
- 1 taza de polenta instantánea
- 2 cucharadas de orégano fresco picado

Ingredientes de la Cobertura:

- 1 diente de ajo picado
- 2 cucharadas de almendras fileteadas
- 5 cucharadas de perejil picado
- Ralladura de 1 limón

Instrucciones:

1. Precalentar el horno a 350 grados Fahrenheit.

2. En una cazuela, calentar el aceite y añadir los trozos de cebolla y el maíz tierno. Saltear a fuego medio-alto durante cinco minutos. Revolver de vez en cuando para evitar que las cebollas y el maíz tierno se peguen en el fondo de la cacerola.

3. Añadir la calabaza a la cazuela y mezclar las verduras. Añadir las berenjenas y el pimiento rojo.

4. Tapar las verduras y cocinar a fuego lento o medio.

5. Cocinar durante unos diez minutos antes de añadir el vino. Dejar que el vino chisporrotee antes de añadir el caldo. Llevar a ebullición y cocinar en el horno durante 30 minutos.

6. Mientras la cazuela se cocina dentro del horno, hacer la cobertura extendiendo las almendras fileteadas en una bandeja de horno y tostándolas bajo la parrilla hasta que estén ligeramente doradas.

7. Colocar las almendras tostadas en un tazón pequeño y mezclar el resto de los ingredientes para la cobertura.

8. Preparar la polenta. En una cacerola grande, poner a hervir 3 tazas de agua a fuego alto.

9. Añadir la polenta y seguir batiendo hasta que absorba toda el agua.

10. Reducir el fuego a medio hasta que la polenta esté espesa. Añadir el queso parmesano y el orégano.

11. Servir la polenta en los platos y añadir la cazuela por encima. Espolvorear las coberturas por encima.

Nutrición: Calorías: 579.3; Carbohidratos: 79.2g; Proteína: 22.2g; Grasa: 19.3g

22. Tomates Rellenos con Chile Verde

Tiempo de Preparación: 5 minutos

Tiempo de Cocción: 55 minutos

Porciones: 2

Ingredientes:

- 4 oz de queso Colby-Jack rallado
- ¼ de taza de agua
- 1 taza de quinoa sin cocer
- 6 tomates grandes y maduros
- ¼ cucharadita de pimienta negra recién molida
- ¾ de cucharadita de comino molido
- 1 cucharadita de sal
- 1 cucharada de jugo de lima fresco
- 1 cucharada de aceite de oliva
- 1 cucharada de orégano fresco picado
- 1 taza de cebolla picada
- 2 tazas de granos de maíz frescos
- 2 chiles poblanos

Instrucciones:

1. Precalentar la parrilla a temperatura alta.
2. Cortar los chiles a lo largo y presionarlos en una bandeja para hornear forrada con papel aluminio. Asar durante 8 minutos. Retirar del horno y dejar enfriar durante 10 minutos. Pelar los chiles y picarlos gruesos y colocarlos en un tazón mediano.

3. Colocar la cebolla y el maíz en la bandeja para hornear y asar durante diez minutos. Revolver dos veces mientras se asa. Retirar del horno y mezclar con los chiles picados.

4. Añadir la pimienta negra, el comino, ¼ de cucharadita de sal, el jugo de limón, el aceite y el orégano. Mezclar bien.

5. Cortar la parte superior de los tomates y reservar. Dejar la cáscara del tomate intacta mientras se saca la pulpa del tomate.

6. Escurrir la pulpa de tomate mientras se presiona con una cuchara. Reservar 1 ¼ tazas del líquido de la pulpa de tomate y desechar el resto. Invertir las cáscaras de tomate en una rejilla de alambre durante 30 minutos y luego secar el interior con una toalla de papel.

7. Sazonar con ½ cucharadita de sal la pulpa de tomate.

8. En un colador sobre un tazón, colocar la quinoa. Añadir agua hasta que cubra la quinoa. Frotar los granos de quinoa durante 30 segundos con las manos; enjuagar y escurrir. Repetir este procedimiento dos veces y escurrir bien al final.

9. En una cacerola mediana, poner a hervir la sal restante, ¼ de taza de agua, la quinua y el líquido del tomate.

10. Una vez hirviendo, reducir el fuego y cocinar a fuego lento durante 15 minutos o hasta que el líquido se absorba por completo. Retirar del fuego y esponjar la quinoa con un tenedor. Trasladar y mezclar bien la quinoa con la mezcla de maíz.

11. Colocar ¾ de taza de la mezcla de quinoa y maíz en las cáscaras de tomate, cubrir con queso y tapar con la tapa de tomate. Hornear en un horno precalentado a 350oF durante 15 minutos y luego asar a fuego alto durante 1,5 minutos más.

Nutrición: Calorías: 276; Carbohidratos: 46.3g; Proteína: 13.4g; Grasa: 4.1g

23. Sabrosos Rollos de Lasaña

Tiempo de Preparación: 5 minutos

Tiempo de Cocción: 20 minutos

Porciones: 2

Ingredientes:

- ¼ cucharadita de pimienta roja triturada
- ¼ de cucharadita de sal
- ½ taza de queso mozzarella rallado
- ½ taza de queso parmesano rallado
- 1 paquete de 400 gramos de tofu, cortado en cubos
- 1 lata de 750 gramos de salsa marinara baja en sodio
- 1 cucharada de aceite de oliva extra virgen
- 12 fideos de lasaña de trigo integral
- 2 cucharadas de aceitunas Kalamata picadas
- 3 dientes de ajo picado
- 3 tazas de espinacas picadas

Instrucciones:

1. Poner suficiente agua en una olla grande y cocer los fideos de lasaña según las instrucciones del paquete. Escurrir, enjuagar y reservar hasta el momento de usarlos.
2. En una sartén grande, saltear el ajo a fuego medio durante 20 segundos. Añadir el tofu y las espinacas y cocinar hasta que las espinacas se marchiten. Pasar esta mezcla a un tazón y añadir las aceitunas parmesanas, la sal, la pimienta roja y 2/3 de taza de la salsa marinara.

3. En una sartén, distribuir una taza de salsa marinara en el fondo. Para hacer los rollos, colocar los fideos en una superficie y esparcir ¼ de taza del relleno de tofu. Enrollar y colocar en la sartén con la salsa marinara. Hacer este procedimiento hasta que todos los fideos de lasaña estén enrollados.

4. Colocar la sartén a fuego alto y llevar a fuego lento. Reducir el fuego a medio y dejar que se cocine durante tres minutos más. Espolvorear el queso mozzarella y dejar que el queso se derrita durante dos minutos. Servir caliente.

Nutrición: Calorías: 304; Carbohidratos: 39.2g; Proteína: 23g; Grasa: 19.2g

Capítulo 5. Ensalada

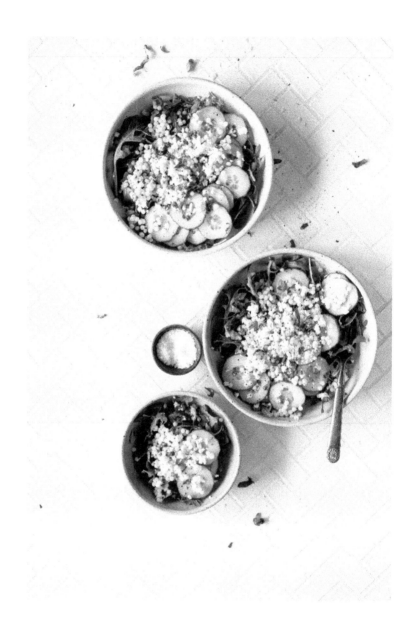

24. Panzanella

Tiempo de Preparación: 15 minutos

Tiempo de Cocción: 10 minutos

Porciones: 6

Ingredientes:

- ¼ de taza de aceite de oliva extra virgen, más 3 cucharadas
- 6 rebanadas de pan italiano duro, cortadas en cubos
- 6 tomates, cortados en trozos de 1 pulgada
- 1 pepino, cortado por la mitad a lo largo y en medias lunas
- 1 pimiento rojo, sin semillas y finamente picado
- ½ cebolla, cortada en rodajas finas
- 2 cucharadas de alcaparras picadas
- 2 cucharadas de vinagre de vino tinto
- 1 diente de ajo picado
- 1 cucharadita de sal
- ¼ de cucharadita de pimienta negra recién molida
- 1 cucharadita de albahaca fresca picada

Instrucciones:

1. En una sartén grande, calentar 3 cucharadas de aceite de oliva a fuego medio. Añadir los cubos de pan y cocinarlos durante unos 10 minutos, hasta que se doren por todos los lados.
2. Pasar los cubos de pan a un tazón grande y añadir los tomates, el pepino, el pimiento, la cebolla y las alcaparras.

3. En un tazón pequeño, batir el ¼ de taza de aceite de oliva restante, el vinagre, el ajo, la sal y la pimienta. Verter el aderezo sobre la ensalada y mezclar para combinar bien.
4. Dejar reposar la ensalada durante 30 minutos. Espolvorear la albahaca por encima y servir.

Nutrición: Calorías: 205 Grasa: 17g Proteína: 3g Carbohidratos: 13g

25. Ensalada de Atún de la Toscana

Tiempo de Preparación: 15 minutos

Tiempo de Cocción: 0 minutos

Porciones: 4

Ingredientes:

- ¼ de taza de aceite de oliva extra virgen
- Jugo de ½ limón
- ½ cucharadita de mostaza de Dijon
- Sal
- Pimienta negra recién molida
- 2 latas (150 gramos) de atún en aceite de oliva, escurridas
- 1 lata (600 gramos) de frijoles cannellini, enjuagados y escurridos
- 12 champiñones marinados, enjuagados y cortados por la mitad si son grandes
- 12 tomates uva o cherry, cortados por la mitad
- 1 o 2 tallos de apio, cortados en rodajas
- 1 cucharadita de alcaparras (opcional)

Instrucciones:

1. En un tazón pequeño, batir el aceite de oliva, el jugo de limón y la mostaza, y sazonar con sal y pimienta.
2. En un tazón grande, combinar el atún, los frijoles, los champiñones, los tomates, el apio y las alcaparras (si se usan). Añadir el aderezo y mezclar bien. Sazonar con más sal y pimienta, si se desea.

Nutrición: Calorías: 389 Grasa: 20g Proteína: 26g Carbohidratos: 29g

26. Ensalada Picada Mediterránea

Tiempo de Preparación: 15 minutos

Tiempo de Cocción: 20 minutos

Porciones: 4

Ingredientes:

- 1 taza de cereales integrales, como quinoa roja o blanca, mijo o trigo sarraceno
- 1 lata (500 gramos) de garbanzos, enjuagados y escurridos
- 2 tazas de espinacas tiernas
- 1 pepino, finamente picado
- ½ pimiento rojo, finamente picado
- ½ bulbo de hinojo, recortado y picado finamente
- 1 tallo de apio, finamente picado
- 1 zanahoria picada muy fina
- 1 tomate ciruela, picado finamente
- ½ cebolla roja, finamente picada
- 1 pimiento cherry, sin semillas y finamente picado
- ¼ de taza de aceite de oliva extra virgen
- 2 cucharadas de vinagre de vino blanco
- 1 cucharadita de albahaca fresca picada
- 1 diente de ajo picado
- Sal
- Pimienta negra recién molida

Instrucciones:

1. Cocer los cereales integrales según las instrucciones del paquete. Dejar que se enfríen. En un tazón grande, mezclar los granos, los

garbanzos, las espinacas, el pepino, el pimiento, el hinojo, el apio, la zanahoria, el tomate, la cebolla roja y el pimiento cherry.

2. En un tazón pequeño, batir el aceite de oliva, el vinagre, la albahaca y el ajo. Sazonar con sal y pimienta. Mezclar con la ensalada y servir.

Nutrición: Calorías: 401 Grasa: 18g Proteína: 12g Carbohidratos: 50g

27. Ensalada de Frijoles Verdes y Papas

Tiempo de Preparación: 15 minutos

Tiempo de Cocción: 15 minutos

Porciones: 4

Ingredientes:

- 2 patatas russet, peladas y cortadas en trozos de 1 pulgada
- 2 tazas de frijoles verdes, recortados
- ¼ de taza de aceite de oliva extra virgen
- Jugo de ½ limón
- 1 cucharadita de mezcla de hierbas italianas
- 1 cucharadita de sal
- ½ cucharadita de pimienta negra recién molida

Instrucciones:

1. Poner las patatas en una cacerola, cubrirlas con agua y llevarlas a ebullición a fuego fuerte. Cocer durante unos 10 minutos, hasta que estén tiernas. Escurrir y reservar para que se enfríen.

2. Mientras las patatas se enfrían, llenar la misma cacerola con agua y llevarla a ebullición a fuego alto. Llenar un tazón grande con cubitos de hielo y agua fría.

3. Añadir los frijoles verdes al agua hirviendo y escaldarlos durante unos 3 minutos, luego sacarlos con unas pinzas o un colador y sumergirlos inmediatamente en el baño de hielo. Una vez frías, escurrirlas.

4. Mezclar las patatas y los frijoles verdes en un tazón grande. Rociar las verduras con el aceite de oliva y exprimir el jugo de

limón. Añadir la mezcla de hierbas italianas, la sal y la pimienta y mezclar.

Nutrición: Calorías: 282 Grasa: 14g Proteína: 5g Carbohidratos: 37g

28. Ensalada de Camarones

Tiempo de Preparación: 15 minutos

Tiempo de Cocción: 5 minutos

Porciones: 4

Ingredientes:

- 500 gramos de camarones grandes, pelados y desvenados
- Jugo de ½ limón
- 2 tallos de apio picados
- 3 cebolletas picadas
- 1 diente de ajo picado
- Sal
- Pimienta negra recién molida
- ½ taza de mayonesa vegana

Instrucciones:

1. Poner los camarones en una sartén y añadir unas cucharadas de agua. Cocinar a fuego medio durante 2 o 3 minutos, hasta que los camarones se vuelvan rosados. Escurrirlas y secarlas. Cortar los camarones en trozos del tamaño de un bocado y pasarlos a un tazón.
2. Añadir el jugo de limón y mezclar, luego agregar el apio, las cebolletas y el ajo. Salpimentar. Revolver de nuevo para combinar. Añadir la mayonesa vegana y mezclar suavemente para combinar.

Nutrición: Calorías: 185 Grasa: 11g Proteína: 18g Carbohidratos: 4g

Capítulo 6.   Sopa

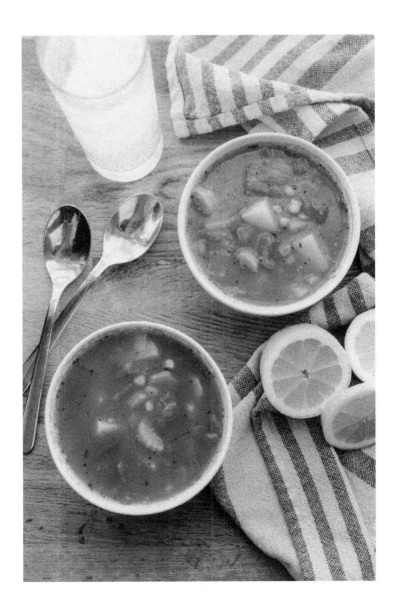

29. Sopa de Verduras Picantes

Tiempo de Preparación: 10 minutos

Tiempo de Cocción: 20 minutos

Porciones: 2

Ingredientes:

- Una lata de 400 gramos de tomates asados en cubos, sin escurrir
- 4 tazas de floretes de coliflor frescos
- 1 taza de guisantes pequeños congelados
- 2 cucharaditas de curry en polvo
- ½ cucharadita de comino
- 1 cucharada de chile serrano finamente picado
- 1 taza de maíz congelado
- Cuscús cocido
- 2 dientes de ajo fresco, finamente picado
- Una lata de garbanzos de 500 gramos, escurrida
- ¾ de taza de puré de calabaza en lata
- ¾ de taza de agua
- Sal y pimienta recién molida al gusto

Instrucciones:

1. Coger una olla y ponla a fuego medio-alto. Cubrirla parcialmente con agua y añadir en ella los ramilletes de coliflor.
2. Llevar el agua a ebullición y tapar la olla. Dejar que los ramilletes se cocinen al vapor hasta que estén tiernos.
3. Retirar la olla del fuego y escurrir bien los ramilletes. Córtalos en trozos pequeños y resérvalos.

4. Sacar una sartén antiadherente y ponerla a fuego medio. En una sartén grande antiadherente a fuego medio, añadir el comino y el curry en polvo hasta que estén fragantes. Añadir la guindilla, el ajo, la calabaza, los tomates con su jugo, los garbanzos y el agua.

5. Dejar que los ingredientes alcancen un hervor y luego bajar el fuego. Dejarlos cocer a fuego lento durante un minuto antes de añadir la sal y la pimienta al gusto, si se prefiere. Mantener los ingredientes a fuego lento durante otros 15 minutos.

6. Añadir el maíz y los guisantes y dejar que los ingredientes se cocinen a fuego lento durante otros 5 minutos.

7. Retirar del fuego y servir la sopa por separado con el cuscús o servirla sobre el cuscús. También se puede utilizar arroz integral en lugar de cuscús.

Nutrición: Calorías: 228 calorías Proteína: 12 g Grasa: 2 g Carbohidratos: 43 g

30. Sopa de Calabacín con Queso Keto

Tiempo de Preparación: 15 minutos

Tiempo de Cocción: 20 minutos

Porciones: 2

Ingredientes:

- ½ cebolla mediana, pelada y picada
- 1 taza de caldo de huesos
- 1 cucharada de aceite de coco
- 1½ calabacines, cortados en trozos
- ½ cucharada de nutrición al levante
- Una pizca de pimienta negra
- ½ cucharada de perejil picado, para decorar
- ½ cucharada de crema de coco, para decorar

Instrucciones:

1. Derretir el aceite de coco en una sartén grande a fuego medio y añadir las cebollas. Saltear durante unos 3 minutos y añadir los calabacines y el caldo de huesos.
2. Reducir el fuego a fuego lento durante unos 15 minutos y tapar la sartén. Añadir la nutrición a la levadura y pasar a una batidora de inmersión.
3. Mezclar hasta que esté suave y sazonar con pimienta negra. Cubrir con crema de coco y perejil para servir.

Nutrición: Calorías: 154 Carbohidratos: 8.9g Grasa: 8.1g Proteínas: 13.4g

31. Sopa de Primavera con Huevo Escalfado

Tiempo de Preparación: 15 minutos

Tiempo de Cocción: 10 minutos

Porciones: 2

Ingredientes:

- 32 oz de caldo de verduras
- 2 huevos
- 1 cabeza de lechuga romana, picada
- Sal, al gusto

Instrucciones:

1. Llevar el caldo de verduras a ebullición y reducir el fuego. Escalfar los huevos durante 5 minutos en el caldo y retirarlos en 2 tazones.
2. Revolver la lechuga romana en el caldo y cocinar durante 4 minutos. Emplatar en un tazón y servir caliente.

Nutrición: Calorías: 158 Carbohidratos: 6.9g Grasa: 7.3g Proteínas: 15.4g

32. Sopa Fría de Aguacate y Menta

Tiempo de Preparación: 15 minutos

Tiempo de Cocción: 0 minutos

Porciones: 2

Ingredientes:

- 2 hojas de lechuga romana
- 1 cucharada de jugo de lima
- 1 aguacate mediano maduro
- 1 taza de leche de coco, refrigerada
- 20 hojas de menta fresca
- Sal al gusto

Instrucciones:

1. Poner todos los ingredientes en una batidora y batir hasta que esté suave. Refrigerar durante unos 10 minutos y servir frío.

Nutrición: Calorías: 432 Carbohidratos: 16.1g Grasa: 42.2g Proteínas: 5.2g

33. Sopa de Calabaza Fácil

Tiempo de Preparación: 15 minutos

Tiempo de Cocción: 1 hora y 35 minutos

Porciones: 4

Ingredientes:

- 1 cebolla pequeña picada
- 4 tazas de caldo de pollo
- 1 calabaza
- 3 cucharadas de aceite de coco
- Sal, al gusto
- Nuez moscada y pimienta, al gusto

Instrucciones:

1. Poner el aceite y las cebollas en una olla grande y añadir las cebollas. Saltear durante unos 3 minutos y añadir el caldo de pollo y la calabaza.
2. Cocinar a fuego lento durante aproximadamente 1 hora a fuego medio y pasar a una batidora de inmersión. Triturar hasta obtener una mezcla homogénea y sazonar con sal, pimienta y nuez moscada.
3. Volver a poner en la olla y cocinar durante unos 30 minutos. Emplatar y servir caliente.

Nutrición: Calorías: 149 Carbohidratos: 6.6g Grasa: 11.6g Proteínas: 5.4g

34. Sopa de Coliflor, Puerros y Tocino

Tiempo de Preparación: 15 minutos

Tiempo de Cocción: 1 hora y 31 minutos

Porciones: 4

Ingredientes:

- 4 tazas de caldo de pollo
- ½ cabeza de coliflor, picada
- 1 puerro picado
- Sal y pimienta negra, al gusto
- 5 tiras de tocino

Instrucciones:

1. Poner la coliflor, el puerro y el caldo de pollo en la olla y cocinar durante aproximadamente 1 hora a fuego medio. Pasar a una batidora de inmersión y triturar hasta obtener una mezcla homogénea.
2. Volver a poner la sopa en la olla y calentar en el microondas las tiras de tocino durante 1 minuto. Cortar el tocino en trozos pequeños y ponerlo en la sopa.
3. Cocinar durante unos 30 minutos a fuego lento. Salpimentar y servir.

Nutrición: Calorías: 185 Carbohidratos: 5.8g Grasa: 12.7g Proteínas: 10.8g

35. Sopa de Acelgas con Huevo

Tiempo de Preparación: 15 minutos

Tiempo de Cocción: 10 minutos

Porciones: 4

Ingredientes:

- 3 tazas de caldo de huesos
- 2 huevos batidos
- 1 cucharadita de orégano molido
- 3 cucharadas de mantequilla
- 2 tazas de acelgas picadas
- 2 cucharadas de aminoácidos de coco
- 1 cucharadita de jengibre rallado
- Sal y pimienta negra, al gusto

Instrucciones:

1. Calentar el caldo de huesos en una cacerola y añadir los huevos batidos revolviendo lentamente. Añadir las acelgas, la mantequilla, los aminos de coco, el jengibre, el orégano y la sal y la pimienta negra. Cocer durante unos 10 minutos y servir caliente.

Nutrición: Calorías: 185 Carbohidratos: 2.9g Grasa: 11g Proteínas: 18.3g

Capítulo 7. Vegetales

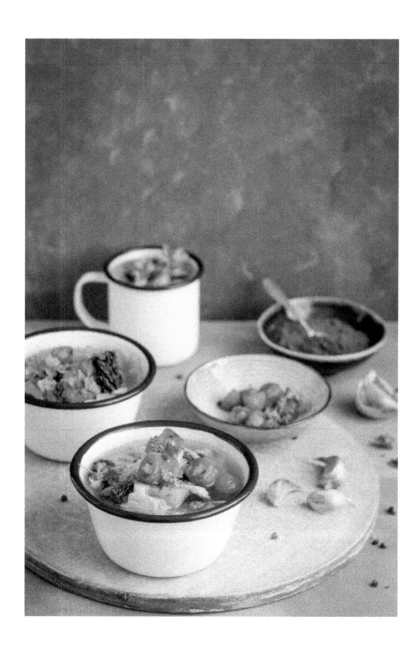

36. Frijoles Verdes Carbonizados con Mostaza

Tiempo de Preparación: 5 minutos

Tiempo de Cocción: 20 minutos

Porciones: 2

Ingredientes:

- 1 cucharadita de mostaza integral
- 1/8 de cucharadita de sal
- 1/8 de cucharadita de pimienta negra
- 1½ cucharadas de aceite de oliva
- 250 gramosde frijoles verdes, recortados
- ½ cucharada de vinagre de vino tinto
- 1/8 de taza de avellanas tostadas, picadas

Instrucciones:

1. Precalentar una parrilla a fuego alto y engrasar una sartén para parrilla.
2. Mezclar los frijoles verdes con ½ cucharada de aceite de oliva en una sartén.
3. Pasar a la sartén de la parrilla y asar los frijoles durante unos 8 minutos.
4. Mezclar los frijoles con mostaza, aceite de oliva, vinagre, sal y pimienta negra.
5. Cubrir con avellanas y servir caliente.

Nutrición:

Calorías 181

Grasa total 14.6 g

Grasa saturada 2.3 g

Colesterol 97 mg

Carbohidratos totales 8.5 g

Fibra dietética 6.1 g

Azúcar 2.4 g

Proteína 2.8 g

37. Arroz con Champiñones y Hierbas al Limón

Tiempo de Preparación: 5 minutos

Tiempo de Cocción: 20 minutos

Porciones: 8

Ingredientes:

- 4 dientes de ajo grandes, finamente picados
- ¼ de taza de perejil picado
- 6 cucharadas de cebollino picado
- 2½ tazas de champiñones, cortados en cubos
- 2 tazas de arroz de grano largo
- 4 cucharadas de aceite de oliva
- 2 limones, pelados

Instrucciones:

1. Hervir agua con sal en una cacerola y añadir el arroz.
2. Cocer durante unos 10 minutos sin dejar de revolver y escurrirlo por un colador.
3. Saltear los champiñones durante unos 5 minutos y revolver los dientes de ajo.
4. Saltear durante aproximadamente 1 minuto y echar el cebollino, el perejil, la ralladura de limón y el arroz escurrido.
5. Servir y disfrutar.

Nutrición:

Calorías 281

Grasa total 8.9 g

Grasa saturada 1.4 g

Colesterol 0 mg

Carbohidratos totales 43.6 g

Fibra dietética 5.4 g

Azúcar 0.8 g

Proteína 9 g

38. Verduras Asadas Ahumadas

Tiempo de Preparación: 10 minutos

Tiempo de Cocción: 1 hora 40 minutos

Porciones: 4

Ingredientes:

- ½ pimiento naranja, cortado en rodajas
- 1 hoja de laurel
- 1 cebolla roja pequeña, cortada en rodajas y separada
- ½ calabaza de verano, cortada en bastones de 3 pulgadas
- ½ cucharadita de sal marina
- 1/6 de taza de aceite de oliva extra virgen
- 2 tomates pequeños, cortados en rodajas
- ½ pimiento amarillo, cortado en rodajas
- ½ calabacín, cortado en bastones de 3 pulgadas
- 1 ramita de tomillo fresco
- ½ cucharada de vinagre balsámico
- ½ cucharada de vinagre de vino tinto
- ½ berenjena, cortada en bastones de 3 pulgadas
- 2 ramitas de perejil fresco
- 2 dientes de ajo, divididos

Instrucciones:

1. Precalentar el horno a 360 grados F y engrasar ligeramente una fuente de horno.
2. Sazonar todas las verduras con sal y transferirlas a la fuente de horno.

3. Atar el perejil, el tomillo y el laurel con un hilo de cocina y colocarlos en el centro de las verduras sazonadas.
4. Rociar con aceite y cubrir con los dientes de ajo.
5. Introducir en el horno y hornear durante 1 hora y 15 minutos aproximadamente.
6. Rociar con vinagre y servir inmediatamente.

Nutrición:

Calorías 231

Grasa total 17.5 g

Grasa saturada 2.5 g

Colesterol 0 mg

Carbohidratos totales 19.6 g

Fibra dietética 7.3 g

Azúcar 10.6 g

Proteína 3.6 g

39. Arroz con Anacardo y Pimientos

Tiempo de Preparación: 5 minutos

Tiempo de Cocción: 15 minutos

Porciones: 2

Ingredientes:

- 60 gramos de anacardos
- ½ pimiento amarillo, sin semillas y cortado en rodajas finas
- 1½ tazas de arroz basmati cocido, enfriado
- ½ pimiento verde, sin semillas y cortado en rodajas finas
- ½ cebolla roja pequeña, cortada en rodajas finas

Para el aderezo:

- ½ cucharada de azúcar moreno
- 1 cucharada de salsa de soja ligera
- ¼ de limón, exprimido
- 1½ cucharadas de chutney de mango
- 1 cucharadita de curry en polvo
- ½ cucharada de aceite

Instrucciones:

1. Mezclar en un tazón todos los ingredientes para el aderezo.
2. Tostar los anacardos hasta que se doren y pasarlos al aliño mezclado.
3. Incorporar el arroz, las cebollas y los pimientos y servir inmediatamente.

Nutrición:

Calorías 433

Grasa total 17.1 g

Grasa saturada 3.2 g

Colesterol 0 mg

Carbohidratos totales 70.6 g

Fibra dietética 2.5 g

Azúcar 14.1 g

Proteína 10.3 g

40. Tabbouleh de Verduras Asadas

Tiempo de Preparación: 5 minutos

Tiempo de Cocción: 35 minutos

Porciones: 2

Ingredientes:

- 1 lata (250 gramos) de garbanzos, enjuagados y escurridos
- ¼ de taza de perejil fresco picado
- 2 zanahorias pequeñas, picadas
- 1/3 de taza de bulgur, hervido y escurrido
- ½ cebolla roja pequeña, picada
- 1½ cucharadas de jugo de limón
- ¼ de cucharadita de pimienta negra
- ¼ de cucharadita de cáscara de limón, finamente rallada
- 1 cucharada de agua
- ½ tomate mediano, picado
- 1 cucharada de aceite de oliva
- 1/8 de cucharadita de sal
- 1 cucharadita de tomillo fresco, picado

Instrucciones:

1. Precalentar el horno a 390 grados F y engrasar ligeramente una fuente de horno.
2. Organizar las zanahorias y las cebollas en una fuente de horno y rociar con aceite de oliva.
3. Hornear durante unos 25 minutos y emplatar en un tazón.

4. Añadir la cáscara de limón, la pimienta, la sal, el bulgur, el perejil, el jugo de limón y el garbanzo al tazón de verduras horneadas y servir inmediatamente.

Nutrición:

Calorías 370

Grasa total 10.6 g

Grasa saturada 1.5 g

Colesterol 0 mg

Carbohidratos totales 58.7 g

Fibra dietética 15.9 g

Azúcar 9.6 g

Proteína 14.1 g

Capítulo 8. Guarniciones

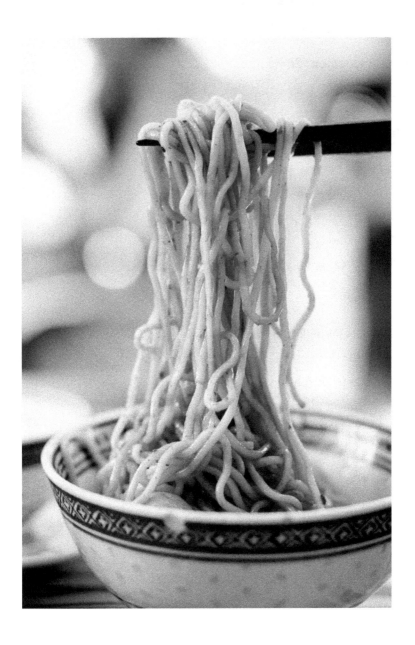

41. Batatas al Balsámico

Tiempo de Preparación: 5 minutos

Tiempo de Cocción: 20 minutos

Porciones: 4

Ingredientes:

- 1 Kg de batatas, peladas y cortadas en trozos
- 2 cucharadas de vinagre balsámico
- 2 cucharadas de aceite de oliva
- 1 cucharada de perejil picado
- Una pizca de sal y pimienta negra

Instrucciones:

1. En la cesta de la freidora de aire, mezclar las batatas con el vinagre y los demás ingredientes, revolver y cocinar a 400 grados F durante 20 minutos.
2. Repartir en platos y servir como guarnición.

Nutrición: Calorías 203, Grasa 9, Fibra 3, Carbohidratos 6, Proteína 5

42. Fideos Cremosos de Calabacín

Tiempo de Preparación: 5 minutos

Tiempo de Cocción: 15 minutos

Porciones: 4

Ingredientes:

- 500 gramos de calabacines, cortados con un espiralizador
- 1 cucharada de aceite de oliva
- 1 taza de crema de leche
- ½ cucharadita de cúrcuma en polvo
- 1 cucharada de cebollino picado
- Sal y pimienta negra al gusto
- 1 cucharada de albahaca picada

Instrucciones:

1. En una sartén que se adapte a su freidora de aire, mezclar los fideos de calabacín con el aceite, la crema y los demás ingredientes, mezclar, introducir en la freidora y cocinar a 380 grados F durante 15 minutos.
2. Repartir en los platos y servir como guarnición.

Nutrición: Calorías 194, Grasa 7, Fibra 2, Carbohidratos 4, Proteína 9

43. Mezcla de Calabacín y Pepino

Tiempo de Preparación: 5 minutos

Tiempo de Cocción: 15 minutos

Porciones: 4

Ingredientes:

- 500 gramos de calabacines, cortados en cubos
- 1 taza de pepino, en rodajas
- 1 taza de mozzarella rallada
- 1 cucharada de aceite de oliva
- Jugo de 1 lima
- 1 cucharada de eneldo picado

Instrucciones:

1. En la sartén de la freidora de aire, mezclar los calabacines con el pepino y los demás ingredientes, mezclar, introducir en la freidora de aire y cocinar a 370 grados F durante 15 minutos.
2. Repartir en los platos y servir como guarnición.

Nutrición: Calorías 220, Grasa 14, Fibra 2, Carbohidratos 5, Proteína 9

44. Alcachofas de Coco

Tiempo de Preparación: 5 minutos

Tiempo de Cocción: 20 minutos

Porciones: 4

Ingredientes:

- 1 cucharada de mantequilla derretida
- 2 tazas de corazones de alcachofa enlatados, escurridos
- ½ taza de crema de leche
- 1 cucharada de parmesano rallado
- 1 cucharada de eneldo picado
- Sal y pimienta negra al gusto

Instrucciones:

1. En una sartén que se adapte a su freidora de aire, combinar las alcachofas con la mantequilla, la crema y los demás ingredientes, mezclar, introducir la sartén en la freidora de aire y cocinar a 380 grados F durante 20 minutos.
2. Repartir entre los platos y servir como guarnición.

Nutrición: Calorías 195, Grasa 6, Fibra 2, Carbohidratos 4, Proteína 8

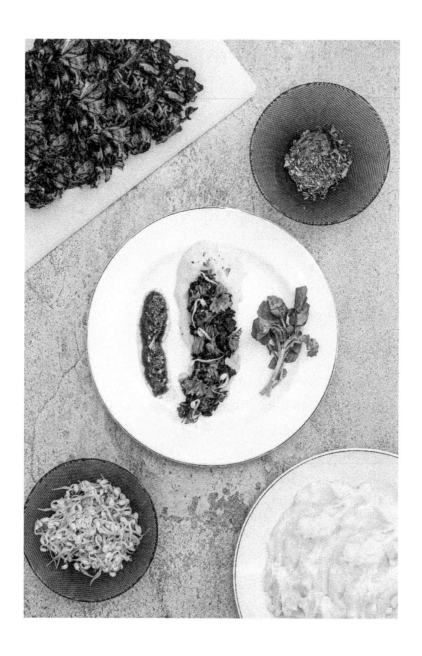

45. Calabacín de Albahaca

Tiempo de Preparación: 5 minutos

Tiempo de Cocción: 20 minutos

Porciones: 4

Ingredientes:

- 500 gramos de calabaza, pelada y cortada en trozos
- 2 cucharadas de aceite de oliva
- 1 cucharada de albahaca picada
- ¼ de taza de jugo de limón
- ½ cucharadita de pimentón dulce
- Sal y pimienta negra al gusto

Instrucciones:

1. En una sartén que se adapte a su freidora de aire, mezclar la calabaza con el aceite, la albahaca y los demás ingredientes, mezclar, introducir la sartén en la freidora de aire y cocinar a 370 grados F durante 20 minutos.
2. Repartir entre los platos y servir como guarnición.

Nutrición: Calorías 201, Grasa 7, Fibra 2, Carbohidratos 4, Proteína 9

46. Frijoles Verdes con Cheddar

Tiempo de Preparación: 5 minutos

Tiempo de Cocción: 20 minutos

Porciones: 4

Ingredientes:

- 1 Kg de frijoles verdes, recortados y cortados por la mitad
- 1 taza de queso cheddar rallado
- 1 taza de crema de leche
- 2 cucharaditas de cúrcuma en polvo
- 1 cucharadita de cúrcuma en polvo
- Una pizca de sal y pimienta negra

Instrucciones:

1. En la sartén de la freidora de aire, mezclar los frijoles verdes con el queso, la crema y los demás ingredientes, revolver, poner la sartén en la máquina y cocinar a 370 grados F durante 20 minutos.
2. Divida entre los platos y sirva como guarnición.

Nutrición: Calorías 120, Grasa 5, Fibra 1, Carbohidratos 4, Proteína 2

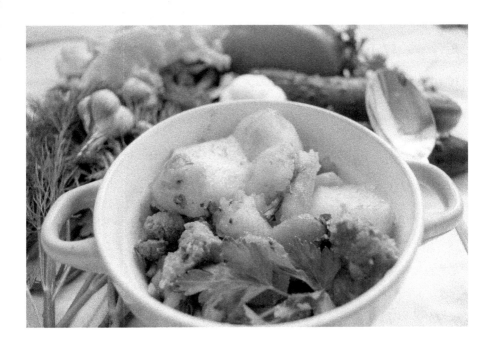

47. Brotes de Ajo

Tiempo de Preparación: 5 minutos

Tiempo de Cocción: 20 minutos

Porciones: 4

Ingredientes:

- 500 gramos de coles de Bruselas, recortadas y cortadas por la mitad
- 3 dientes de ajo picados
- 1 cucharada de aceite de aguacate
- Sal y pimienta negra al gusto
- Jugo de ½ limón

Instrucciones:

1. En la sartén de la freidora de aire, mezclar los brotes con el ajo, el aceite y los demás ingredientes, revolver, poner la sartén en la máquina y cocinar a 400 grados F durante 20 minutos.
2. Repartir en los platos y servir.

Nutrición: Calorías 173, Grasa 12, Fibra 2, Carbohidratos 5, Proteína 7

48. Mezcla de Espárragos y Piña

Tiempo de Preparación: 5 minutos

Tiempo de Cocción: 20 minutos

Porciones: 4

Ingredientes:

- 500 gramos de tallos de espárragos
- 1 taza de piña, pelada y cortada en cubos
- 2 cucharadas de aceite de aguacate
- 1 cucharada de vinagre balsámico
- Sal y pimienta negra al gusto
- 1 cucharadita de pimentón dulce

Instrucciones:

1. En la sartén de la freidora de aire, mezclar los espárragos con la piña, el aceite y los demás ingredientes, revolver, poner la sartén en la máquina y cocinar a 370 grados F durante 20 minutos.
2. Repartir en los platos y servir.

Nutrición: Calorías 187, Grasa 6, Fibra 2, Carbohidratos 4, Proteína 9

Conclusión

La Dieta Mediterránea es una forma que ha demostrado mejorar la salud del corazón, disminuir el riesgo de la enfermedad de Alzheimer y la enfermedad de Parkinson, reducir la grasa corporal e incluso prevenir la diabetes. A lo largo de las décadas, los investigadores han analizado lo que distingue a esta dieta de otras dietas populares como la Atkins o la Paleo y creen que se reduce al énfasis en los cereales integrales sobre los refinados; fuentes de grasa de origen vegetal como el aceite de oliva sobre la grasa animal; un consumo abundante de verduras; una amplia variedad de frutas y frutos secos. Además, ¡un poco de vino tinto! Este libro es una exploración para las personas que están interesadas en mejorar su salud o reducir su peso. Al cambiar a una Dieta Mediterránea, comerás más verduras, cereales integrales, pescado, frutos secos y aceite de oliva (por encima de la mantequilla), todo ello mientras reduces tu consumo de azúcar y alimentos procesados. Este libro te proporcionará lo necesario para preparar fácilmente tus propias comidas con ingredientes que te harán sentir satisfecho y con energía. En este libro leerás sobre los distintos grupos de alimentos que componen la Dieta Mediterránea, así como un montón de sabrosas recetas para el desayuno, la comida y la cena. Estas comidas están diseñadas para personas que pueden estar ocupadas o sin acceso a una cocina completa. Hay recetas diseñadas para servir a dos personas, aunque algunas podrían alimentar fácilmente a tres personas si se sirven como porciones del tamaño de un aperitivo. Este libro está diseñado tanto para el principiante como para el cocinero avanzado. Las recetas se han desglosado en sencillos pasos con abundantes fotos para que nunca te quedes con la duda de "¿Qué hago ahora?". Si eres un cocinero experimentado, encontrarás las recetas muy manejables. Los cocineros avanzados también pueden utilizar este libro como punto de partida para crear sus propios platos con ingredientes y sabores de todo el Mediterráneo.

La dieta mediterránea es una forma de alimentación basada en las plantas que hace hincapié en el consumo de frutas, verduras, cereales integrales, legumbres, frutos secos y semillas. El principio rector de la dieta mediterránea es comer productos locales de temporada. En algunos países, esto significa comer comidas que varían dependiendo de si se está situado en un clima árido o en una exuberante selva tropical. Sin embargo, la mayoría de las veces significa comer en función de lo que se cultiva durante todo el año en la zona. Por esta razón, la dieta mediterránea se considera estacional, ya que hay ciertas frutas y verduras que se encuentran en determinadas estaciones.

Los principios básicos de la dieta mediterránea son comer muchos alimentos integrales en su forma natural y llevar un estilo de vida activo. La dieta también es conocida por permitir cantidades moderadas de vino. Tal y como está diseñada la dieta, se pueden tomar dos vasos de vino con la comida y la cena diariamente. Ahora puedes pensar que esto no suena muy estricto, pero ten en cuenta que el estadounidense medio consume más de 3 copas al día y que ha habido un aumento del 60% en el consumo de alcohol desde 2005 (Fuente: National Institute on Alcohol Abuse and Alcoholism).

La dieta mediterránea fue diseñada originalmente por Ancel Keys en la década de 1960 como una forma de prevenir las enfermedades del corazón, la presión arterial alta y los accidentes cerebrovasculares. Keys viajó por todo el mundo para recopilar datos sobre diversas poblaciones con diferentes patrones dietéticos y estilos de vida. Después de analizar los datos, Keys identificó 5 países que tenían una incidencia significativamente menor de enfermedades cardíacas: Grecia, Italia,

España, Yugoslavia y los Países Bajos. Llamó a este estilo de alimentación "Dieta Mediterránea" por su ubicación geográfica en el Mar Mediterráneo.

En las décadas siguientes se comprobó que las personas que seguían estas dietas no sólo tenían menos enfermedades cardíacas e hipertensión, sino también menos obesidad, diabetes y cáncer. Con estos conocimientos, ahora podemos examinar en qué consiste esta dieta.

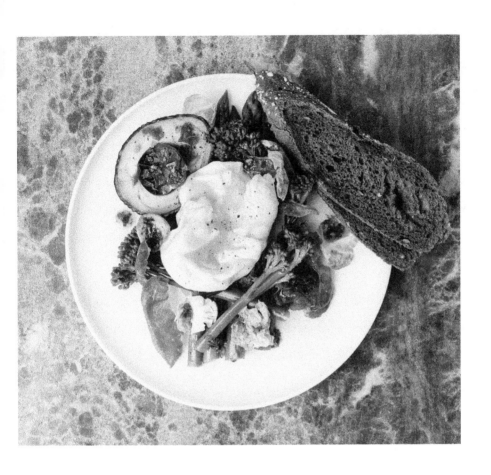

106

Additionally, the information in the following pages is intended only for informational purposes and should thus be thought of as universal. As befitting its nature, it is presented without assurance regarding its prolonged validity or interim quality. Trademarks that are mentioned are done without written consent and can in no way be considered an endorsement from the trademark holder.

Lightning Source UK Ltd.
Milton Keynes UK
UKHW021850270521
384511UK00002B/379